MÉMOIRE

SUR

LE TRAITEMENT DE LA CATARACTE.

IMPRIMERIE ET FONDERIE DE J. PINARD,
RUE D'ANJOU-DAUPHINE, N° 8.

MÉMOIRE

SUR LE TRAITEMENT

DE LA CATARACTE,

PAR

LOUIS-FRANÇOIS GONDRET,

DOCTEUR EN MÉDECINE DE LA FACULTÉ DE PARIS,

MÉDECIN DES DISPENSAIRES DE LA SOCIÉTÉ PHILANTROPIQUE; MÉDECIN
CONSULTANT DE L'INSTITUTION ROYALE DES JEUNES AVEUGLES;
MÉDECIN PRÈS LE TRIBUNAL DE PREMIÈRE INSTANCE, ETC.

LU A L'ACADÉMIE ROYALE DES SCIENCES,
LE 9 MAI 1825.

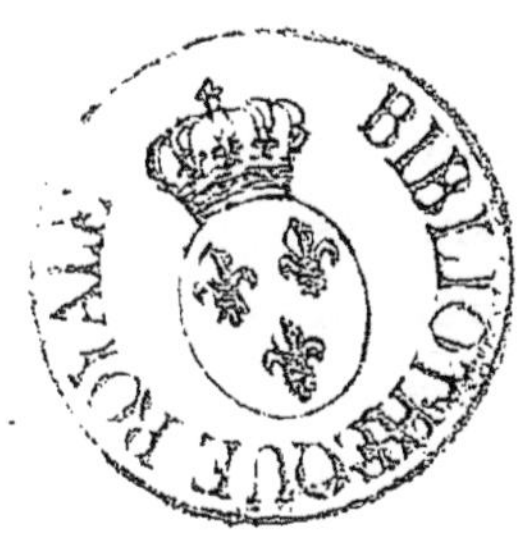

PARIS.

IMPRIMERIE ET FONDERIE DE J. PINARD,
RUE D'ANJOU-DAUPHINE, N° 8.

1825.

MÉMOIRE

SUR LE TRAITEMENT DE LA CATARACTE,

L'altération de l'œil, que les anciens ont appelée cataracte et qui, mieux connue des modernes, consiste dans l'opacité du cristallin ou de sa capsule, appartient, par ses causes et par son siége, à la partie de la médecine dans laquelle on range les maladies internes ; mais elle est restée jusqu'à présent dans le domaine de la chirurgie parce qu'elle n'a paru pouvoir céder à aucun traitement médical. On doit reconnaître que les procédés opératoires dirigés contre cette maladie ont acquis dans ces derniers temps une grande perfection et qu'il en résulte journellement des succès remarquables.

Ces effets avantageux n'en laissaient pas moins à désirer un traitement mixte contre cette affection qui souvent se joint à d'autres infirmités pour attrister la vieillesse et même se développe dans les premiers âges de l'homme. En traitant l'epilepsie et la manie par la cautérisation de la tête, j'avais eu l'occasion de remarquer un amendement notable dans des gouttes-sereines et dans des cataractes qui

BIBLIOTHÈQUE IMPÉRIALE IMP.

existaient simultanément avec la maladie dont j'avais principalement en vue la guérison. L'observation me fournissait donc une démonstration évidente et l'induction semblait confirmer le résultat. Il ne paraît pas en effet plus difficile d'atténuer la cause matérielle d'une cataracte ou d'une goutte sereine que de modifier la cause matérielle d'une épilepsie ou d'une manie. J'ai recueilli beaucoup de de faits qui ont rempli mes espérances relativement à l'amaurose et à d'autres affections cérébrales. J'ai déja eu l'honneur d'en entretenir l'Académie et l'approbation qu'elle a bien voulu m'accorder, m'a soutenu dans la recherche difficile de nouveaux résultats.

Désirant appliquer à la cataracte le traitement des affections chroniques de la tête et des yeux, je n'ai pas tardé à sentir que j'étais dans des circonstances très différentes. Beaucoup d'amauroses se sont offertes à mon observation parce que cette maladie est le plus souvent abandonnée à elle-même ; mais l'usage ayant porté jusqu'à présent le public et même les personnes de l'art à considérer l'opération comme l'unique chance de guérison dans le cas de cataracte, je n'ai eu pendant long-temps que des occasions rares et presque accidentelles d'éprouver un traitement dont les effets me paraissaient devoir être communs à cette maladie et à d'autres affections cérébrales et oculaires.

J'ai soigneusement noté les faits à mesure qu'ils se sont présentés , attendant , pour adopter une opinion , que le nombre et l'analogie des résultats m'eussent permis de les considérer d'une manière un peu générale. J'étais favorisé dans ces recherches par le siége de la maladie ; en effet , cette affection du cristallin se voit à l'œil nu , même long-temps avant qu'elle soit complète. On sait que les hommes de l'art qui pratiquent l'opération de la cataracte la font seulement lorsque la transparence du cristallin et par conséquent la vision sont abolies , l'expérience leur ayant appris que cette opération réunit le plus de chances favorables. Dans toutes les autres maladies internes au contraire il ne peut y avoir d'examen direct, et le diagnostic résulte de l'analyse de symptômes perceptibles à l'esprit plutòt qu'aux sens ; la cataracte offre donc à l'observateur cet avantage qu'il peut en connaître les signes au moyen de la vue , ce qui , joint aux symptômes physiologiques , rend le diagnostic beaucoup plus sûr que dans toutes les autres affections internes.

Pour me tenir en garde contre toute opinion tant soit peu hasardée , j'ai constamment associé à mon observation celle de plusieurs médecins trop éclairés et trop amis de la science pour ne pas m'avertir si j'étais tombé dans quelque erreur.

Enfin , me défiant surtout de ces guérisons qui succèdent à un traitement quelconque et qu'on regarde à tort comme solides parce qu'on a perdu de vue les malade, ce qui est souvent inévitable ; j'ai cru devoir donner à l'observation de ces maladies le plus de temps possible ; c'est-à-dire des mois et même des années afin que le témoignage du temps vînt fortifier celui de l'expérience.

PREMIÈRE OBSERVATION.

Monsieur Pepin , âgé de cinquante-neuf ans , d'une bonne constitution, avec prédominance du système nerveux , fut attaqué, il y a neuf ans, après une marche forcée, d'une fièvre intense à laquelle se joignirent de la céphalalgie, du délire, et qui se termina par une enflure de tous les membres. Dans la convalescence, il aperçut, pour la première fois un point noir qui voltigeait entre les objets et l'œil droit; six mois après, des nuages précurseurs de la cataracte se présentèrent à l'œil gauche. Hiver de 1819 à 1820.... Pendant trente nuits le malade sentit à la tempe droite des douleurs insupportables qui furent suivies d'une phlegmasie de l'œil gauche; les sangsues la firent disparaître.

Janvier 1822. Les douleurs de la tempe droite se renouvelèrent avec une intensité très grande, elle cédèrent à une pilule opiacée que prescrivit M. le docteur Lafessé.

Trois avril 1822. M. Pepin m'est adressé par l'estimable confrère que je viens de nommer.

L'œil gauche , cataracté depuis quatre ans , est totalement privé de la vision.

L'œil droit offre au centre du cristallin, un point grisâtre , signe caractéristique d'une cataracte commençante ; le malade peut à peine lire pendant quelque temps sans se fatiguer ; souvent sa vue est presque nulle ; les filamens qu'il apercevait, il y a neuf ans, dans l'œil droit, sont accompagnés de quelques autres. Les pupilles sont médiocrement dilatées, peu mobiles.

La maladie dont M. Pepin fut atteint, il y a neuf ans, me paraît être la principale cause de l'affection des yeux ; ainsi, depuis cette époque, le cerveau est affecté par une lésion qui, par irradiation, a produit,

1° des filamens nombreux, l'opacité du cristallin et la faiblesse de la vision dans l'œil droit ;

2° la cataracte complète de l'œil gauche ;

3° Les douleurs de la tempe droite,

4° L'inflammation de l'œil gauche.

Les travaux de cabinet auxquels est assujetti le malade ont dû nécessairement favoriser le développement de son état morbide.

Guidé par l'expérience que j'avais acquise des bons effets d'un traitement local dans les maladies les plus graves du cerveau, même lorsqu'elles sont congéniales, je proposai à M. Pepin la cautérisation sincipitale, comme le moyen qui offrait le plus de chances favorables dans sa position. J'espérais par là borner les progrès de la cataracte de l'œil droit, et disposer les parties à ressentir l'influence des agens particuliers ou généraux qui seraient propres à rétablir, autant que possible, les organes dans leur intégrité naturelle.

4 avril 1822. Cautérisation sincipitale par la pommade ammoniacale.

22 mai. Le nuage qui paraissait couvrir le cristallin droit est moins apparent, la vision est un
peu plus énergique, les filamens persistent.

Un courant électrique produit au moyen d'une
cuve voltaïque de trente plateaux, et dirigé entre
le nerf sursilier droit et l'œil droit, rend momenta-
nément la vision plus nette ; mais les nerfs en re-
çoivent un ébranlement général qui dure jusqu'au
lendemain.

1er juin 1822. L'œil droit est parfaitement net, la
vision est de plus en plus énergique.

Juillet 1822. Le nuage du cristallin droit reparaît, la vision est un peu obscurcie : la plaie
sincipitale est très superficielle et réduite à un
diamètre de trois à quatre lignes d'étendue ; je l'a-
grandis et la rends plus profonde avec la pommade
ammoniacale.

Août 1822. On n'aperçoit plus l'opacité du cristallin de l'œil droit, la vision est constamment
forte, le blanc mat que présentait la cataracte de
l'œil gauche a pris une teinte grisâtre.

Juin 1823. L'œil droit est dans l'état d'intégrité
naturelle, les filamens ont beaucoup diminué, la
vision est bonne, le cristallin de l'œil gauche tire
toujours de plus en plus sur le gris-noir ; la vision,
pour cet œil, est bornée à la perception de la lu-
mière.

Avril 1825. La guérison se soutient dans l'œil
droit ; la cataracte de l'œil gauche est à peine visible, mais la vision ne fait pas de progrès.

DEUXIÈME OBSERVATION.

Jean-Jacques Henriet, âgé de 70 ans, est affecté de deux cataractes. La vision est nulle depuis long-temps dans l'œil gauche où la maladie est complète. L'œil droit dans lequel la cataracte est parfaitement visible, sans être aussi développée qu'au côté gauche, s'affaiblit sensiblement depuis plusieurs mois.

Octobre 1822. J'ai cautérisé le sinciput avec le cuivre rouge incandescent d'après le choix que fit le malade du moyen le plus douloureux et le plus prompt. J'ai entretenu la plaie pendant quatre mois ; j'ai d'ailleurs souvent employé le collyre ammoniacal et l'électricité voltaïque, ayant également soin d'entretenir la liberté du ventre par quelque remède laxatif lorsque le régime ne suffisait pas pour remplir ce but.

L'opacité du cristallin de l'œil droit a graduellement disparu ; la vision s'est entièrement rétablie dans cet œil. Il y a eu dans le gauche des résultats qui ne se sont pas maintenus ; tels sont la diminution de l'opacité du cristallin et un retour sensible à la vision.

Avril 1825. Le malade est âgé de 72 ans ; depuis plus de deux ans que le traitement a eu lieu, la cataracte ne reparaît pas dans l'œil droit et la vision s'y conserve bonne.

TROISIÈME OBSERVATION.

Madame la comtesse de Montchenu, octogénaire, avait la vue affaiblie, mais en rapport avec l'état de ses autres organes, lorsqu'à son réveil, le onze janvier 1823, elle reconnut qu'elle était aveugle. Durant la journée la vision se rétablit imparfaitement du côté droit, mais resta nulle du côté gauche.

27 Janvier 1823. Consulté par cette dame le 27 du même mois, voici dans quel l'état je trouvai ses yeux :

Conjonctives et cornées ternes, pupilles resserrées et presque imperceptibles, opacité de la chambre antérieure paraissant avoir essentiellement lieu dans le cristallin. La vision, dans l'œil droit, est bornée à une petite distance et tellement faible que la malade ne peut ni lire, ni écrire ; elle ne distingue les couleurs que d'une manière très confuse et croit voir des fleurs très variées sur une robe d'un blanc uni.

Un oculiste, ayant été consulté par cette dame, avait dit que l'opération serait praticable lorsque la vue serait complètement nulle dans l'œil droit comme elle l'était dans le gauche.

Malgré la perte de l'œil gauche, je ne considérai ce fait ni comme une goutte sereine ni comme une cataracte complète, mais comme une lésion de toutes les parties de l'œil dans laquelle chacun offrait, si je puis m'exprimer ainsi, son contingent ; mais je ne pensai pas qu'il y eût une seule partie lésée d'une manière assez intense pour que la maladie n'eût pas d'autre cause. Sous le rapport de l'intensité cette maladie était récente et n'avait été déterminée ni par l'apoplexie, ni par la pléthore cérébrale à la suite desquelles les différentes altérations des yeux, dont elles sont la cause, sont des plus difficiles à guérir, même dans l'état aigu.

Madame de Monchenu consentit facilement à la cautérisation sincipitale que je pratiquai au moyen de la pommade ammoniacale. Je donnai à cette dame tous les autres soins par lesquels j'accompagnai cette première base du traitement; des ventouses légèrement scarifiées et posées à la nuque, quelques laxatifs, mais surtout le collyre ammoniacal et l'électricité furent administrés successivement, selon la marche de la maladie, pendant l'espace de quatre à cinq mois.

Dès le premier mois la vision se rétablit dans l'œil gauche et fut améliorée dans le droit. Toute opacité des conjonctives, des cornées et de la chambre antérieure des yeux avait disparu et l'on pouvait reconnaître de l'éclat dans les yeux.

Vers la fin du traitement l'état des organes et de la vision était tel que la malade voyait des deux yeux la véritable couleur des objets et pouvait de plus lire et écrire.

La vision se maintient au même dégré depuis près de deux ans, et c'est peut-être une chose digne de remarque que ce sens ne subisse plus de variations défavorables tandis que les autres facultés physiques de la malade diminuent sensiblement depuis un an. Je pense que ce fait appartient à la cataracte incomplète accompagnée de l'opacité des membranes antérieures de l'œil et de la lésion imparfaite des deux ordres de nerfs qui animent les yeux.

QUATRIÈME OBSERVATION.

Madame de M..... âgée de 27 ans, ayant les yeux grands, assez volumineux et affectés de myopie dès l'enfance, était atteinte depuis six mois d'une goutte sereine double survenue à la suite d'une rougeole qu'elle avait éprouvée vers les deux tiers d'une grossesse. Il y avait trois mois que cette dame était accouchée lorsqu'elle me consulta ; ses yeux ne me présentèrent aucune lésion apparente, si ce n'est que l'œil droit était sensiblement plus volumineux et plus saillant que le gauche; les pupilles étaient parfaitement mobiles. La malade avait été très sujette à l'ophtalmie; elle ne pouvait plus ni lire, ni écrire, et comme elle était myope, elle avait quelque peine à se diriger. La cautérisation sincipitale et les ventouses scarifiées, le collyre ammoniacal et l'électricité rétablirent la vision dans les deux yeux, mais moins parfaitement dans le gauche qui avait été le plus faible depuis long-temps, que dans le droit. Il parut même pendant quelque temps que la vision était plus étendue qu'elle ne l'avait jamais été.

Madame de M..... étant devenue de nouveau enceinte, je ne crus pas devoir continuer le traite-

ment au delà de quatre à cinq mois. Au printemps de
1822, elle partit pour la Suisse où elle voulait faire
ses couches. La vision se soutint avec des variations
que l'usage du collyre ammoniacal et de l'électricité
faisait cesser immédiatement. Peu de temps après ses
couches, la malade étant sortie par un temps humide
et froid, eut une ophtalmie à la suite de laquelle la
vue s'altéra de nouveau. Cette dame revint à Paris
et me consulta un mois après l'invasion de l'ophtalmie ; la vision était nulle dans l'œil gauche, où je
reconnus une cataracte. Je ne remarquai aucune
trace de cette maladie dans l'œil droit ; mais la vision était fort altérée de ce côté. Tous ces faits furent constatés par M. le docteur Amb. Auvity, médecin de madame de M.....

Deux mois plus tard, je commençai un traitement
semblable au premier ; il en est résulté le rétablis-
sement de l'œil droit, et cette amélioration se soutient depuis plus de deux ans ; mais la vision ne
s'est aucunement développée du côté gauche. L'opacité du crystallin a-t-elle diminué depuis le début de
la maladie ?

La cataracte me paraît s'être formée, chez cette
malade, en même temps que l'inflammation dont
elle est probablement l'effet ; la malade étant alors
en Suisse, je n'ai pu observer les rapports directs
des deux affections. L'opacité du cristallin et la cécité de l'œil gauche, ont été complètes en moins
d'un mois. Deux années d'un traitement qui avait
pour objet la goutte sereine de l'œil droit et la cata-

racte de l'œil gauche, n'ont point sensiblement modifié la maladie du cristallin. Ce fait me paraît contraster beaucoup avec d'autres que j'ai cités, et surtout avec celui dont M. Pepin est l'exemple. Chez ce malade, l'œil gauche privé de la vision depuis six ans, était affecté de cataracte seulement depuis trois ou quatre ans. De très blanc qu'il paraissait, le cristallin est devenu d'une couleur grise noirâtre, tellement obscure, qu'on distingue difficilement ce corps. Il me paraît présumable que si, dans cet œil, la vision se borne à la perception du jour, seul bienfait du traitement pour cet organe, cela dépend probablement d'autres causes qui par leur ancienneté et leur intensité sont insurmontables.

Un exemple presque semblable à celui-ci s'est rencontré chez M. Delcros ; ce malade avait usé ses yeux par le travail du cabinet. La vision, déjà fatiguée se trouva beaucoup plus faible encore après des inflammations de la tête et des yeux. M. Delcros avait des symptômes de goutte sereine et de cataracte, quand je commençai le traitement. En établissant un courant de fluides vers la tête, au moyen de la plaie sincipitale, je diminuai d'abord en apparence l'opacité du cristallin ; mais ce fut pour peu de temps, et l'affaiblissement de la vision fit toujours de nouveaux progrès jusqu'à la cécité complète.

CINQUIÈME OBSERVATION.

Madame la baronne d'A...., d'une forte constitu-

tion, sujette depuis sa jeunesse à des rougeurs bou-
tonneuses au visage, vint me consulter en juin 1823.
Elle avait deux cataractes très prononcées du genre
de celles que les hommes de l'art rapportent à l'o-
pacité de la membrane cristalline. Regardant cette
maladie comme beaucoup trop avancée pour qu'elle
pût céder au traitement dont je fais usage contre les
affections cérébrales, je conseillai à cette dame de
s'adresser à un habile oculiste, pour se faire opérer. Elle me parut fort affligée de ma réponse, et
n'assura qu'elle ne se déciderait jamais à l'opération,
ors même qu'elle aurait entièrement perdu la vue.
e consentis alors à faire une tentative par laquelle
e ne pouvais compromettre l'état de la malade. Je
is la cautérisation sincipitale au moyen de l'ammoniac; mais madame d'A.... ne voulut point me lais-
ser poser de ventouses scarifiées à la nuque, et j'en
fus d'autant plus contrarié, que j'espérais, par ce
moyen, m'opposer à toute pléthore de la tête, et
combattre avec utilité, quoique un peu tard, l'éruption habituelle de la face. Elle me promit toutefois
de se soumettre, dans un autre temps, à l'emploi de
ce remède, mais elle me demanda constamment de
nouveaux délais, même dans les momens où il paraissait le plus nécessaire. Or, ce remède est du petit
nombre de ceux dont la thérapeutique n'offre point
d'équivalent.

Cependant, il ne s'était pas écoulé un mois
depuis la formation de la plaie, que la vision parut
s'améliorer un peu; en même temps, l'opacité des

cristallins diminua sensiblement ; de blanchâtres ils devinrent gris ; c'est ainsi que jugèrent plusieurs médecins qui avaient vu la malade chez moi. Alors je joignis au traitement, l'usage de l'ammoniac en collyre, et de l'électricité voltaïque ; chaque fois que l'un ou l'autre moyens étaient employés, la vision acquérait, pour une bonne partie de la journée, plus de force et de netteté. La malade me disait souvent qu'elle voyait mieux à se conduire, qu'elle distinguait plus facilement les personnes, qu'enfin elle pouvait lire dans un livre imprimé en gros caractères.

Cet état de choses se maintint pendant plus d'un an.

Vers le mois de septembre 1824, environ dix-huit mois après le commencement du traitement, il survint à la face et à la tête des symptômes de pléthore contre lesquels la malade ne me permit pas plus qu'auparavant l'usage de la ventouse. Ces symptômes furent imparfaitement combattus par des sangsues au siége. A partir de ce moment, la vision diminua dans l'œil droit qui avait toujours été le plus faible, et dont le cristallin était resté le plus opaque. Alors je remarquai une zone blanchâtre et transversale placée vers la partie antérieure du cristallin. En peu de jours cette zone devint un cercle.

En novembre 1824. La vision diminua dans l'œil gauche dont le cristallin me parut acquérir plus d'opacité qu'il n'en avait eu depuis les premiers momens du traitement. Alors je suspendis toute médication et je recommandai à la malade de se faire opérer quand la chose serait jugée convenable. Cette dame m'a fait savoir, depuis, qu'elle avait recouvré complètement la vision de l'œil droit dont elle s'est fait opérer par M. Roux.

SIXIÈME OBSERVATION.

Madame la Princesse de Broglie Revel, âgée de soixante ans, était affectée depuis plus de vingt ans d'une douleur de tête très violente. Cette céphalée était assez souvent accompagnée de vertiges, d'étourdissemens et quelquefois de l'abolition instantanée des sens et de la connaissance.

Depuis plusieurs mois, elle sentait sa vue gênée par une sorte de brouillard qui lui dérobait en partie la couleur et le volume des objets ; elle pouvait lire et écrire, mais avec peine et seulement pendant peu de temps.

Les yeux, sains d'ailleurs, me présentèrent les indices d'une cataracte peu avancée.

Je proposai à la Princesse la cautérisation sincipitale dans le double motif de combattre la cataracte et la céphalée.

En huit ou dix jours de ce traitement la douleur de tête et le brouillard furent dissipés : l'opacité que j'avais rapportée au cristallin avait disparu. Alors seulement je distinguai dans le plan le plus profond de l'œil, une nuance d'un blanc argenté qui me sembla représenter la choroïde ainsi décolorée par l'effet de l'âge ; il n'y avait point de glaucome.

Comptant beaucoup trop sur ses forces, la Princesse de Revel négligea les précautions que je lui avais recommandé de prendre contre le froid humide. Pendant que je la traitais, au commencement d'octobre 1823, elle reçut une pluie froide en venant chez moi et en retournant chez elle. C'est sous l'influence d'une telle cause que j'avais déjà vu se former deux fois, (1) une sorte d'érysipèle autour de la plaie ou à la face; comme je le craignais, il se développa chez la Princesse une éruption assez considérable, qui occupa la circonférence de la plaie et se porta aussi sur le front. Après cette éruption qui ne cessa qu'au bout de trois semaines, la malade voulut sortir de nouveau par un motif de bienveillance à mon égard; depuis la cautérisation sincipitale, l'érysipèle n'avait pas mis en bonne réputation, dans la société de la Princesse un traitement auquel je n'ai eu recours qu'au défaut des autres secours de la médecine; mais je dois le dire, les succès qu'il produit, me paraissent tellement évidens que je suis résolu de n'y jamais renoncer. Cette visite que la Princesse me rendit, pour me donner une nouvelle marque de confiance et qui malheureusement fut faite à pied, par un temps froid, et après un mois de séjour à la maison, produisit un effet, sinon dangereux, du moins bien fâcheux dans ses

(1) Voyez les observations de M. Léon Lecharron et de madame la comtesse de Rosamel, *Mémoire sur l'emploi du feu*, édition de 1819.

apparences. Il survint bientôt des mouvemens spas-
modiqués dans les membres, avec aberration de la
sensibilité ; sans aucune altération visible, la langue
faisait éprouver à la malade la sensation de la ru-
desse et de la sécheresse d'une rape ; les corps
que la malade palpait lui semblaient être du par-
chemin. Il est bon de dire ici que la Princesse
avait toute sa vie été tourmentée d'accidens nerveux ; il y eut, à cette époque, une consultation
que je proposai entre messieurs Portal, Laenneck, Hervez de Chégrin et moi. MM. Laenneck
et Hervez, appréciant, sur le rapport de la malade,
les effets salutaires qu'elle avait éprouvés de la cautérisation à la tête et rapportant les symptômes ac-
tuels à une lésion qui, d'après les antécédens, avait
eu autrefois son siège dans la moelle épinière, ces
messieurs, dis-je, proposèrent de faire successivement et suivant l'occurrence, de semblables cautéri-
sations sur la colonne vertébrale. Je les vis ici
prendre l'initiative, avec d'autant plus de plaisir que
la courte durée du traitement ne me rassurait pas
suffisamment pour l'avenir contre les chances de la
cataracte. M. Portal ne vint que le soir chez la
Princesse ; me rencontrant avec ce praticien célèbre,
je le trouvai disposé à temporiser. Le traitement fut
borné à l'usage des boissons adoucissantes, de quelques antispasmodiques et d'un liniment ammoniacal
très mitigé. Cependant il s'établit chez la malade
un peu de fièvre à laquelle se joignirent des symptômes d'embarras gastrique ; ceux-ci furent dissipés

2

avec succés par un laxatif. Bientôt la lésion spinale
fit des progrès; il survint même en peu de jours de
l'étouffement et de la difficulté dans la déglutition,
et enfin des contractures dans les membres. La lésion
de la respiration cessa par une vésication instantanée faite à l'épigaste au moyen de l'ammoniac. Peu
de temps après il fut décidé, d'un commun accord,
que l'on ferait passer un courant électrique par les
extrémités inférieures. Sachant par expérience que
l'épiderme, aux membres, s'oppose à l'introduction
du fluide électrique, nous fîmes d'abord de petites
plaies derrière la tête du péroné et à chaque mal-
léole; le courant électrique, en passant par ces
plaies, fit cesser instantanément les contractures, ce
qui parut, d'un augure favorable. Deux jours après
cette application unique de l'électricité, la malade
se plaignit de la gêne que lui causait une espèce de
clou à la partie supérieure de la cuisse gauche.
Nous reconnûmes que c'était un anthrax, et d'une
voix unanime, nous admirâmes cet effort de la na-
ture; en effet nous vîmes se dissiper en peu jours
tous les symptômes qui avaient mis plus de deux
mois à se développer. On changea le régime diété-
tique en régime analeptique, et le retour des forces fut favorisé par le séjour à la campagne.

Dans deux visites dont la princesse de Revel m'a
honoré depuis, j'ai eu le plaisir de la revoir en
très bonne santé, sans aucune douleur de tête et les
yeux en bon état. Elle est partie dans le cours de
l'été, pour Copenhague, d'où elle a la bonté de

me faire donner de ses nouvelles ; les dernières assez récentes, portent qu'elle acquiert de l'embonpoint et qu'elle a maintenant assez de forces pour fatiguer les personnes qui l'accompagnent à la promenade.

SEPTIÈME OBSERVATION.

MADAME Lelin, âgée de soixante six ans, se présenta chez moi, de la part de M. le D\u1d63 Dutremblay, le huit septembre 1824 ; M. le D\u1d63 Bessière, qui se trouvait, pour le moment dans mon cabinet, reconnut, comme moi, la présence de deux cataractes d'une couleur grise noirâtre. La malade ne distinguait pas les objets à quelques pas de distance, et croyait voir entre les corps et ses yeux un brouillard assez épais, dont la densité diminuait le soir ; par moment, elle avait de la peine à se conduire.

La malade ne faisait pas remonter cette altération au delà du mois de juin de la même année (3 à 4 mois).

La cautérisation sincipitale, ayant été faite par la pommade ammoniacale, et des ventouses scarifiées appliquées à la nuque, au bout de six semaines le brouillard avait perdu de son épaisseur, la vision était plus distincte ; les cataractes avaient diminué d'opacité.

19 Février 1825. Le brouillard dont se plaignait la malade n'existe plus, il est remplacé par des espèces de filamens semblables à des moucherons qui

voltigeaient entre les corps et les yeux ; les cataractes sont à peine visibles.

Avril 1825. Les cataractes ne sont plus visibles, la vision est bonne et n'est gênée que par quelques filamens qui semblent encore se placer devant les yeux.

HUITIÈME OBSERVATION.

Monsieur Sergent, âgé de 67 ans, ancien propriétaire de cabriolets de place, avait l'ouïe très dure depuis sept ans ; il fut pris de cette affection après avoir dormi dans sa voiture, pendant plusieurs heures et par un temps très froid.

Il y avait un an que la vision était altérée lorsque je vis ce malade pour la première fois. 7 octobre 1824. OEil gauche, vision nulle, cristallin blanc, très opaque.

OEil droit, opacité peu prononcée ; la vision est très affaiblie et même quelquefois nulle pendant quelques instans ; mais cette cécité momentanée me paraît dépendre d'une grande quantité de sérosités et de mucosités qui baignent les yeux ; les conjonctives sont rouges, affectées d'inflammation chronique, et peu douloureuses. Dans le principe de l'ophtalmie la tête a été pendant long-temps affectée de violentes douleurs.

8 octobre 1824. Cautérisation sincipitale par l'ammoniac. Ventouse scarifiée, collyre ammoniacal.

25 octobre 1824. Les conjonctives sont moins rouges et moins humides. La vision a plus de force

dans l'œil droit ; elle semble se rétablir à un très faible dégré dans le gauche ; par momens l'ouïe paraît moins altérée.

Avril 1825. La vision est bonne dans l'œil droit dont l'opacité n'est pour ainsi dire plus perceptible, l'ophtalmie chronique est entièrement dissipée.

OEil gauche ; la matière opaque du cristallin paraît moins homogène ; elle est devenue comme floconneuse. La vision qui était nulle dans cet œil, s'est retablie au point que le malade voit mes traits assez distinctement, mais seulement de côté.

NEUVIÈME OBSERVATION.

Monsieur Bourgenot, âgé de 5o ans , sergent à la neuvième compagnie des sous-officiers sédentaires à Bicêtre, eut, le 31 août 1824, une inflammation de l'œil droit avec céphalalgie , pesanteur de tête, une douleur qui s'étendait de la partie supérieure de l'orbite au centre de l'œil ; il y avait en même temps abolition complète de la vision dans cet organe. On fit une saignée du bras, on posa vingt sangsues au cou, un très grand vésicatoire au bras, et enfin un séton à la nuque.

Ce malade me fut adressé, le 8 décembre 1824 , par M. le commandant de son corps.

OEil droit. Vision nulle, conjonctive enflammée, sorte de boursoufflement assez semblable au chémosis, sans douleur ; pupille immobile , étroite , cataracte très prononcée.

OEil gauche. Vision constamment troublée par un brouillard assez épais et par momens tout à fait confuse. Opacité très évidente du cristallin qui est d'un gris-blanc.

9 Décembre 1824. Cautérisation sincipitale, ventouses scarifiées à la nuque ; suppression du séton.

17 Décembre. Le brouillard a sensiblement diminué, quelquefois il n'existe plus ; la vision est plus nette. Le malade qui depuis long-temps ne pouvait écrire qu'en se servant de lunettes et durant quelques instans, écrit maintenant beaucoup plus longuement, sans ce secours.

Avril 1825. La cataracte de l'œil gauche est presque entièrement invisible ; la vision très bonne.

OEil droit. La conjonctive est guérie ; la pupille est toujours étroite, mais un peu mobile ; le cristallin est très visible, bien que moins opaque et moins dense qu'il n'était. La vision, qui était nulle, pour cet œil, y est assez bien rétablie pour que le malade distingue assez bien les traits d'une personne, surtout en regardant du côté du petit angle de l'œil où le cristallin a le moins d'opacité.

Il me serait facile d'ajouter d'autres faits à ceux-ci ; mais pourquoi grossir le nombre de ces pages si l'intérêt qu'elles offrent n'en peut recevoir d'accroissement ? J'ai cité avec toute l'exactitude possible ce que j'ai observé de positif. Je me suis attaché, comme je le devais, à présenter les cas où le traitement n'a pas réussi. Je ne l'applique plus dans ces circonstances que l'expérience m'apprend à reconnaître. Quant à d'autres exemples qui paraissent déposer en faveur du traitement, j'ai résolu de les soumettre à une observation ultérieure, soit parce qu'ils ne rendraient pas les premiers plus intéressans, soit pour attendre que le temps confirme ce qu'ils me semblent avoir de plus remarquable.

Le lecteur pressent peut-être les inductions qui me paraissent découler de ces observations; il est possible de combattre la cataracte par les moyens que j'ai proposés contre les affections cérébrales et oculaires chroniques. Les probabilités de succès varient suivant le dégré de développement et les complications de la maladie. Lorsque l'opacité du cristallin est très prononcée, et la vision presque abolie, il n'est probablement plus temps d'employer ce traitement; mais comme il tend constamment à améliorer l'état du cerveau, des yeux et généralement de tous les organes, on pourrait encore y recourir dans le cas où l'opération de la cataracte n'offrirait que peu de chances favorables, ou afin de disposer les yeux à ressentir plus facilement les effets de cette dernière ressource.

Les praticiens, pour qui ces observations sont nouvelles, seront d'autant plus portés à les accueillir qu'ils savent très bien qu'on a vu quelquefois des cataractes se dissiper spontanément. Ces guérisons, rares il est vrai, et dont M. le professeur Laenneck m'a cité un exemple, attestent un changement dû à l'action normale des lois de l'organisation. On en voit un autre exemple, sinon identique, du moins analogue sous le rapport des résultats, dans l'observation de la Princesse de Revel, chez laquelle le développement de l'anthrax a produit soudainement la disparition de tous les symptômes produits par la lésion de la moelle épinière. Ces faits et ceux que je publie, ne doivent-ils pas faire désirer aux praticiens de tenter à l'intérieur et à l'extérieur des médications dont il puisse résulter des succès semblables dans une maladie si commune et si fâcheuse (1)?

(1) Dans la plupart des cas, l'empirisme a précédé le peu d'explications qu'offre aujourd'hui la médecine. Comment, en effet, aurait-on compris les altérations de phénomènes dont l'état normal était ignoré. Dans les observations de M. Gondret, il semble qu'on trouve une application de mes expériences sur la cinquième paire. Pourquoi, en effet, en agissant sur ce nerf, ne pourrait-on pas modifier la nutrition de l'œil, qui est évidemment liée avec l'intégrité de la cinquième; et si le défaut d'action amène l'opacité, pourquoi l'excitation n'amènerait-elle pas la disparition de cet état? Rien n'est encore certain sur ce point, mais cette recherche mérite toute l'attention des physiologistes et des médecins.

MAGENDIE.

www.ingramcontent.com/pod-product-compliance
Ingram Content Group UK Ltd.
Pitfield, Milton Keynes, MK11 3LW, UK
UKHW020109100726
13658UKWH00005B/2065